AF463274

INSTRUCTIONS

SUR LE

CHARBON

ET LA

VACCINATION CHARBONNEUSE

PAR LE PROCÉDÉ DE M. PASTEUR

Publiées à l'occasion des expériences faites

A L'ÉCOLE NATIONALE D'AGRICULTURE DE MONTPELLIER

EN MAI 1882

Par la Société centrale d'Agriculture de l'Hérault

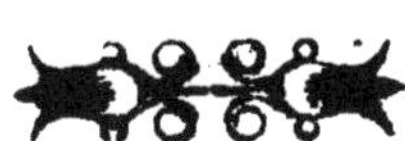

MONTPELLIER

IMPRIMERIE GROLLIER ET FILS, BOULEVARD DU PEYROU

1882

INSTRUCTIONS

SUR

LE CHARBON

ET

LA VACCINATION CHARBONNEUSE

INSTRUCTIONS

SUR LE

CHARBON

ET LA

VACCINATION CHARBONNEUSE

PAR LE PROCÉDÉ DE **M. PASTEUR**

Publiées à l'occasion des expériences faites

A L'ÉCOLE NATIONALE D'AGRICULTURE DE MONTPELLIER

En Avril et Mai 1882

Par la Société centrale d'Agriculture de l'Hérault

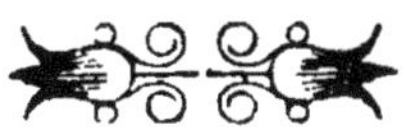

MONTPELLIER

IMPRIMERIE GROLLIER ET FILS, BOULEVARD DU PEYROU

—

1882

INSTRUCTIONS
SUR LE CHARBON
ET LA
VACCINATION CHARBONNEUSE

Par le procédé de M. Pasteur (1).

Synonymie. — Le Charbon est aussi appelé *sang de rate, pissement de sang* (pour le mouton) ; d'une manière générale *fièvre charbonneuse*, *Desfourtuna* (Patois de l'Hérault), *Michan maoü* (Patois de l'Aude).

Causes du Charbon. — Maladie causée non par le vif argent comme le pensent certains cultivateurs (2), mais par un orga-

(1) Ces instructions ont été revues et corrigées sur épreuves par M. Pasteur.

(2) Un certain nombre d'éleveurs croient que le Charbon est dû à l'influence des vapeurs de mercure qui se dégageraient de certains sols. Les lueurs qu'ils attribuent aux vapeurs de vif-argent sont dues à des phénomènes de phosphorescence produits par diverses causes aujourd'hui connues.

nisme inférieur (Bactéridie, microbe), le *Bacillus anthracis*, qui ne peut être rangé d'une manière bien précise, dans l'état actuel de nos connaissances, ni parmi les végétaux, ni parmi les animaux. Cet organisme, grossi au microscope, présente l'aspect d'un petit bâtonnet ou d'un filament transparent; il se multiplie par segmentation et par production de spores, à la manière des cryptogames inférieures. Les spores donnent naissance à d'autres spores et à des bâtonnets. Grâce à ces moyens de reproduction, placées dans un milieu favorable à leur développement, ces bactéridies se multiplient avec une très-grande rapidité. Le sang d'un animal accessible à l'action du Charbon, inoculé avec un virus qui en renferme à l'état dangereux, est entièrement envahi en 48 heures, et la mort est imminente. Souvent même elle arrive après 24 à 36 heures.

Symptômes.— Les animaux, sous l'influence de la bactéridie charbonneuse, deviennent tristes et somnolents, perdent l'appétit, et une fièvre qui peut déterminer une élévation de température de 2 ou 3 degrés au-dessus de l'état normal, se manifeste promptement chez eux. Les individus atteints sont souvent affectés de coliques et de diarrhée sanguinolente.

Des taches noirâtres (d'où le nom de Charbon) apparaissent fréquemment dans différentes régions de la peau.

L'urine chez le mouton devient parfois sanguinolente (d'où le nom de pissement de sang). Quand la maladie est arrivée à son entier développement, la respiration est haletante, entre-coupée par suite de l'obstruction des vaisseaux sanguins des poumons par les bactéridies.

Lésions produites par le Charbon. — Ces symptômes, qui peuvent ne pas se manifester simultanément, ne permettent pas toujours, par suite, de reconnaître d'une manière certaine la maladie charbonneuse; mais l'autopsie faite immédiatement après la mort révèle toujours, dans le cas du Charbon, les lésions suivantes : les organes sont congestionnés, notamment la rate, qui est d'un volume plus considérable qu'à l'ordinaire.

Le sang, au lieu de se coaguler comme à l'état normal et de se diviser en une partie solide (*caillots*) et une partie liquide (*serum*), reste semi-fluide en présence de l'air ; il est visqueux, noirâtre.

On constate au moyen du microscope que les globules sanguins sont déformés et agglutinés et la présence de filaments de bactéridies remplit les intervalles des amas de ces globules agglutinés.

Influence du Charbon sur les diverses espèces animales. — Le Charbon est généralement mortel pour l'homme, le bœuf, le cheval, l'âne, le mouton, la chèvre, le porc, le lapin. Certaines de ces espèces jouissent d'une immunité relative, on peut citer notamment les diverses races de moutons d'Algérie. Les carnassiers, le chien entre autres, résistent beaucoup mieux à l'action de cette maladie.

Conditions dans lesquelles le Charbon se propage. — C'est surtout au moment de la période de sécheresse que le Charbon apparaît.

Il peut être communiqué en tous lieux par la piqûre des mouches qui se sont reposées sur des cadavres d'animaux charbonneux.

Les champs où des animaux morts du Charbon ont été autrefois enfouis, sont dangereux, comme l'a démontré M. Pasteur, par suite de la persistance à l'état vivant des spores que les lombrics ramènent avec la terre, des profondeurs du sol à sa surface.

Le pâturage des chaumes, des vieilles luzernes, du chiendent, et d'une manière générale des plantes dures ou coupantes, détermine sur les muqueuses de la bouche des lésions qui sont favorables à l'inoculation des spores. Ils sont donc particulièrement dangereux.

Moyen de préserver les animaux du Charbon. — M. Pasteur, en poursuivant des études sur le choléra des poules, a trouvé un procédé qui lui a permis d'atténuer l'action dangereuse du virus de ce choléra et ultérieurement du virus charbonneux. En élevant dans des milieux appropriés les microbes, de la première de ces maladies, il a reconnu que ces organismes perdaient au bout d'un certain temps une partie de leur virulence. Dans cet état, ils sont susceptibles de causer aux animaux une maladie qui ne peut jamais entraîner la mort, et de les préserver de la réapparition ultérieure du choléra et du Charbon, à peu près comme l'inoculation de la clavelée protége les moutons qui en ont été l'objet contre les atteintes de cette maladie.

Manière d'opérer la vaccination charbonneuse. — Pour déterminer l'immunité vis-à-vis du Charbon par la méthode Pasteur, on procède à une véritable vaccination au moyen des virus atténués, qui sont préparés dans le laboratoire de M. Pasteur en suivant les règles indiquées ci-dessous (1) :

« Afin de ne pas communiquer aux ani-
» maux une maladie qui pourrait être grave
» chez quelques-uns, on fait deux inocula-
» tions préservatrices; la première avec
» une bactéridie très-atténuée (1er vaccin),
» qui ne donne aux animaux qu'une fièvre
» très-légère, et une seconde, 12 à 15 jours
» plus tard, avec une bactéridie plus viru-
» lente (2e vaccin), qui tuerait un certain
» nombre d'animaux, s'ils n'étaient pas déjà
» en partie préservés par l'inoculation pré-
» cédente. Mais par suite de cette préser-
» vation partielle, les animaux n'éprouvent
» encore qu'une légère fièvre. Alors les
» animaux sont tout à fait vaccinés, c'est-à-
» dire, sont devenus réfractaires à la mala-
» die charbonneuse. On peut ainsi vacciner

(1) Ce qui suit est extrait du *Messager agricole*, mars 1882, qui le reproduit lui-même d'après le Journal de M. Barral.

» des moutons, des chèvres, des vaches et
» des chevaux.

» **Pratique de l'opération. — Moutons ou chèvres.** — Le liquide vaccinal
» est envoyé à destination ou
» à la gare la plus rapprochée,
» dans des tubes fermés (*fig. 1*)
» par un bouchon et renfer-
» mant du liquide pour 50, 100,
» 200, 300 moutons. Ils portent
» l'étiquette *premier vaccin*
» ou *deuxième vaccin*. C'est
» ce liquide qu'il s'agit d'intro-
» duire, à une dose détermi-
» née, sous la peau des ani-
» maux. Pour cela on se sert
» d'une seringue de Pravaz
» (*fig. 2*), souvent employée
» par les médecins et les vétéri-
» naires, et qui sert à faire des
» injections hypodermiques. Il
» faut d'abord remplir la serin-

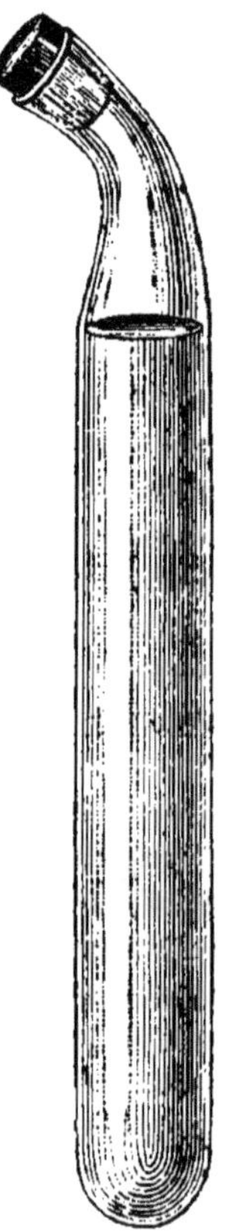

Fig. 1.
Tube
à vaccin.

» gue de liquide. Pour cela, on enlève
» le petit fil métallique qui est dans
» l'aiguille, et qui n'a d'autre utilité
» que d'empêcher celle-ci d'être
» bouchée par quelque corps étran-
» ger ; on ajuste l'aiguille sur la
» canule, on enlève le bouchon du
» tube à vaccin après avoir agité ce
» tube, et on aspire ce liquide en
» soulevant doucement le piston. Si
» la seringue fonctionne très-bien,
» elle se remplira complétement de
» liquide, en laissant seulement une
» très-petite bulle d'air sous le pis-
» ton. Mais il arrive fréquemment
» que le piston est plus ou moins
» desséché, ou que l'aiguille ne
» s'ajuste pas très-bien sur la ca-
» nule, alors le liquide ne remplit
» pas complétement la seringue,
» et une bulle d'air assez grosse
» reste sous le piston. Il faut rajuster l'ai-
» guille sous la canule et rejeter le liquide

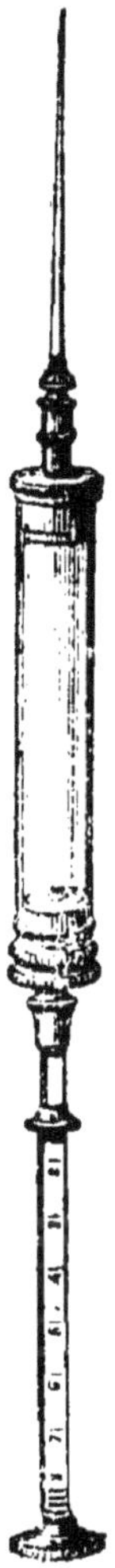

Fig. 2. Seringue de Pravaz.

» dans le tube. On recommence la même
» manœuvre deux ou trois fois ; alors le pis-
» ton est mouillé, et si l'aiguille est bien
» adaptée sur la canule, la seringue se rem-
» plit complètement. Cette première condi-
» tion est indispensable (1). La seringue
» étant complètement remplie, on tourne
» le petit curseur qui est en haut de la tige
» du piston, de façon à le faire descendre
» jusqu'à la division marquée 1 sur la
» tige. Puis un aide saisit le mouton à vac-
» ciner et le présente à l'opérateur, en le
» tenant par les membres antérieurs, dans
» l'attitude assise sur les ischions. L'opé-

(1) Dans le cas où, par hasard, le piston serait trop desséché et laisserait passer de l'air, on ferait bouillir de l'eau : on la laisserait refroidir dans le vase où elle a été bouillie, jusqu'à ce qu'elle soit tiède, et on aspirerait deux ou trois seringues de cette eau pour faire gonfler le piston. Il ne faut jamais se servir d'eau qui n'a pas été bouillie, pour cette opération.

Si le piston laissait passer le liquide au-dessus de lui, cela indiquerait que le piston est mauvais et il faudrait changer de seringue. Si l'on n'a qu'une seringue à sa disposition, il faudra, avec la petite clef qui est dans la boite à seringue, serrer un peu le piston.

» rateur introduit son aiguille sous la peau,
« vers le milieu de la cuisse droite *(fig. 3)*,
» puis pousse le piston jusqu'à ce que le cur-

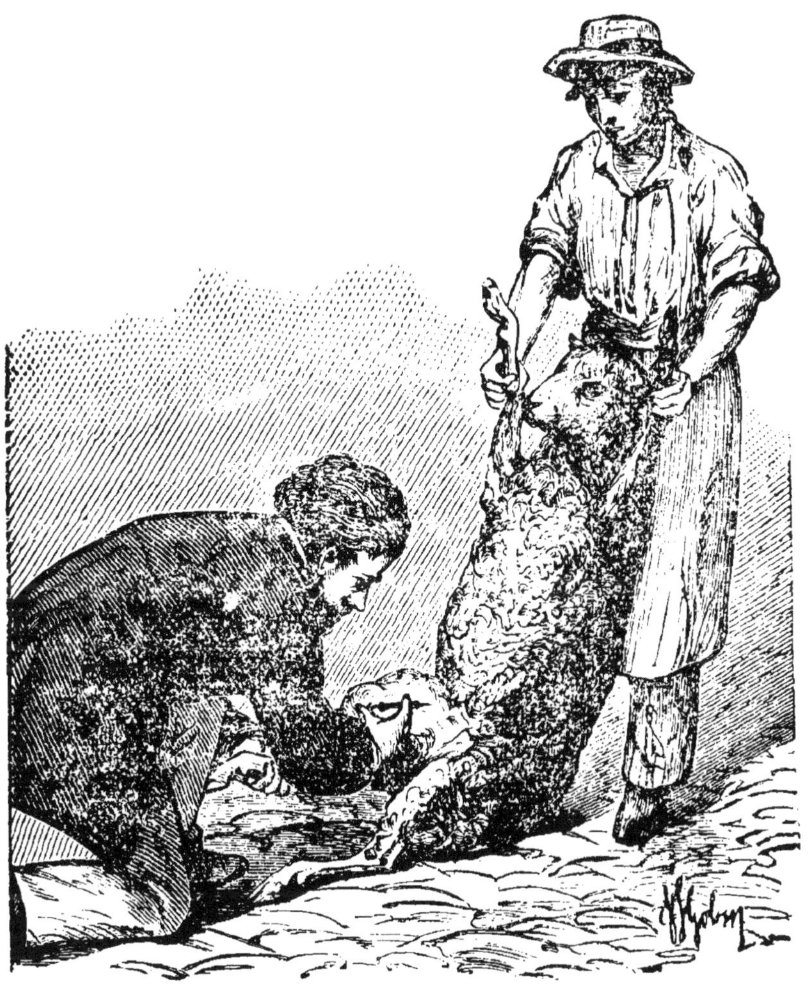

Fig. 3. — Vaccination.

» seur touche la seringue. L'inoculation du
» premier animal est ainsi faite. On retire
» la seringue et on tourne le curseur en sens
» contraire de la première fois, jusqu'à l'a-
» mener à la division marquée 2 sur la tige.
» On inocule alors le second mouton. On
» amène le curseur à la division 3, etc.,
» chaque seringue suffisant ainsi à vacciner
» 8 moutons. On remplit de nouveau la se-
» ringue, et ainsi de suite. Avec un peu
» d'habitude, on arrive facilement à inocu-
» ler 150 moutons par heure et même 300.

» Douze à quinze jours après, on pratique
» la même opération avec le deuxième vac-
» cin, mais en piquant cette fois la cuisse
» gauche, c'est-à-dire celle qui n'a pas reçu
» la première inoculation.

» **Vaches, bœufs, chevaux**. — On se
» sert du même vaccin que pour les mou-
» tons et les chèvres, mais on l'introduit à
» dose double, c'est-à-dire qu'on fait des-
» cendre le curseur à la division 2, puis on

» l'amène à la division 4, puis 6, etc., chaque seringue servant à vacciner quatre animaux au lieu de huit.

» Au lieu de faire la piqûre à la cuisse, » on la fait derrière l'épaule pour les vaches » et les bœufs, et à l'encolure pour les chevaux, de façon à ce que le collier ne porte » pas sur les piqûres.

« La peau des vaches et des bœufs étant » quelquefois assez dificile à percer avec » l'aiguille, il faut avoir soin d'appuyer l'aiguille exactement suivant l'axe de la seringue, pour ne pas la briser. Il est bon » aussi de faire un pli à la peau avec la » main gauche, pour faciliter l'introduction » de l'aiguille. La même aiguille qui a servi » pour les moutons peut aussi servir pour » les bœufs ; mais, par mesure de précaution, il y a dans la boîte à seringne une » aiguille plus forte pour la vaccination des » gros animaux.

« **Remarque très-importante**. — Il
» importe extrêmement que le liquide vac-
» cinal soit introduit sous la peau à l'état
» de pureté parfaite. Si ce liquide était im-
» pur, en effet, c'est-à-dire s'il était souillé
» par de l'eau qui n'a pas été bouillie, par
» des poussières, des saletés quelconques,
» on introduirait, en même temps que la
» bactéridie atténuée, des organismes étran-
» gers qui pourraient ou bien donner une
» autre maladie à l'animal (septicémie, phleg-
» mon, etc.), ou bien empêcher la vaccina-
» tion. Pour cela le liquide est envoyé tout
» à fait pur, et on l'aspire directement dans
» le tube, mais il faut aussi que la seringue
» soit *pure*. Cette condition est remplie pour
» les seringues neuves qui n'ont jamais servi,
» mais quand elles ont servi à une inocu-
» lation, il faut les remettre à neuf. Cette
» opération est assez délicate, et, pour le
» moment, il est nécessaire de renvoyer la
» seringue pour qu'elle soit réparée, remise

» tout à neuf et prête à servir pour des nou-
» velles inoculations. En un mot, il ne faut
» pas que la seringue serve à plusieurs jours
» d'intervalle sans une purification complète.

» Pour que le liquide vaccinal conserve
» aussi toute sa pureté, il faut le mettre au
» frais autant que possible, dans une cave, et
» il ne faut pas qu'un tube qui a été ouvert
» serve le lendemain ou les jours suivants.
» Par conséquent, tout tube ouvert doit être
» employé dans la journée, et le reste du
» tube doit être absolument rejeté.

» Quant on agit avec trop de précipitation,
» parce qu'on est pressé par le temps et par
» le grand nombre de moutons à vacciner,
» il peut arriver, sans qu'on le remarque,
» que l'aiguille de la seringue traverse la
» peau et lance en dehors le liquide vacci-
» nal. Il peut se faire surtout qu'on néglige
» de relever le curseur, et que dès lors, en
» poussant le piston, il n'entre pas du tout
» sous la peau de liquide vaccinal. Dans
» ces circonstances, s'il s'agit de la première

» inoculation préventive, comme le premier » vaccin n'a pas été introduit dans l'écono- » mie, l'autre vaccin, plus actif, peut pro- » voquer la mort.

» Il faut également veiller, surtout quand » on inocule le premier vaccin, à ce que les » moutons ne s'échappent point des mains » de la personne qui les présente à l'opé- » rateur. Ces moutons viennent se mêler » au troupeau et reçoivent le deuxième » vaccin sans avoir été partiellement pré- » servés par le premier. De là des accidents » possibles.

» Autre circonstance à laquelle il faut » bien prendre garde : la seringue plus ou » moins pleine renferme très-souvent de » l'air au-dessus du liquide; si la position de » la main de l'opérateur présente la serin- » gue de telle sorte que la bulle d'air soit » en haut de la seringue, près de l'aiguille, » le piston pousse de l'air, et ainsi on n'a » pas vacciné du tout. Ce manque de pré- » caution est fréquent.

» Les bœufs et les vaches n'ont manifesté
» jusqu'à présent aucune tumeur sensible
» aux points inoculés. Les chevaux, et parti-
» culièrement les jeunes chevaux, ont quel-
» que fois des œdèmes plus ou moins volu-
» mineux, dont ils guérissent toujours et
» assez promptement *sans traitement quel-*
» *conque*. On a déjà fait l'essai de vacciner
» les jeunes chevaux en trois fois : deux
» fois par le premier vaccin et une fois par
» le deuxième. Il n'y a pas eu le moindre
» œdème. On va multiplier les épreuves de
» ce genre. Ce sera peut-être le meilleur
» mode de vaccination pour les chevaux. »

PRIX DU VACCIN CHARBONNEUX.

Le Vaccin charbonneux est expédié franco, par tubes, aux prix suivants :

Le tube pour :	1er vaccin.	2e vaccin.	Total.
25 bœufs ou 50 moutons,	2.50	2.50	5f
50 — 100 —	5.00	5.00	10
100 — 200 —	10.00	10.00	20

Il n'est pas envoyé de tubes pour un nombre d'animaux inférieur à 25 bœufs ou 50 moutons.

Les **seringues**, avec trois aiguilles, fabriquées spécialement pour la vaccination charbonneuse, coûtent **28 fr.**

Elles sont nettoyées et remises à neuf, chaque fois qu'elles ont servi, moyennant **1 fr.**

Des seringues pourront être envoyées **en location**, moyennant **2 fr.**, à Messieurs les Vétérinaires qui ne voudraient pas en faire l'achat, à la condition qu'elles seront retournées **franco** aussitôt qu'elles auront servi.

Chaque **aiguille cassée** sera comptée **2 fr. 50 c.**, prix coûtant.

Adresser les demandes à M. F. BOUTROUX, rue Vauquelin, 28, PARIS.

Indiquer exactement le jour où doit être fait l'envoi.

TABLE DES MATIÈRES.

www.ingramcontent.com/pod-product-compliance
Ingram Content Group UK Ltd.
Pitfield, Milton Keynes, MK11 3LW, UK
UKHW020230180726
13838UKWH00005B/2291